健康中国2030·健康教育系列丛书

冠心病防治

主编 周彤

科学出版社

北 京

图书在版编目（CIP）数据

冠心病防治/周彤主编.—北京：科学出版社，2017.4
（健康中国2030·健康教育系列丛书）
ISBN 978-7-03-052513-0

Ⅰ.①冠… Ⅱ.①周… Ⅲ.①冠心病-防治 Ⅳ.①R541.4

中国版本图书馆CIP数据核字（2017）第073547号

责任编辑：张天佐　李国红/责任校对：刘亚琦
责任印制：赵　博/封面设计：范　唯

科 学 出 版 社 出版
北京东黄城根北街16号
邮政编码：100717
http://www.sciencep.com

安泰印刷厂 印刷
科学出版社发行　各地新华书店经销

*

2017年4月第 一 版　开本：787×960 1/32
2017年4月第一次印刷　印张：2 1/4
字数：20 000
定价：20.00元
（如有印装质量问题，我社负责调换）

"健康中国 2030·健康教育系列丛书"编写委员会

总　序

中共中央、国务院印发的《"健康中国 2030"规划纲要》指出："健康是促进人的全面发展的必然要求，是经济社会发展的基础条件。实现国民健康长寿，是国家富强、民族振兴的重要标志，也是全国各族人民的共同愿望。"

推进健康中国建设，是全面建成小康社会、基本实现社会主义现代化的重要基础，是全面提升中华民族健康素质、实现人民健康与经济社会协调发展的国家战略，是积极参与全球健康治理、履行 2030 年可持续发展议程国际承诺的重大举措。未来 15 年，是推进健康中国建设的重要战略机遇期。

为推进健康中国建设，提高人民健康水平，根据党的十八届五中全会战略部署，我们组织相关专家和医生，本着为大众健康服务的宗旨，编写了本套丛书，主要内容是针对常见病、多发病和大众关心的健康问题。本丛书以医学理论为基础，关注临床、关注患者需求、关注群众身心健康，通过简洁凝练、图文并茂、通俗易懂、简单实用的例子，指导群众如何预防疾病、患者何时就医，如何指导患者进行家庭康复和护理等，将健康的生活方式直接明了地展现在读者面前。

由于编写工作时间紧、任务重，书中难免有不足之处，敬请各位专家和读者提出宝贵意见和建议，以便今后加以改进和完善。

编委会

2017.1

前　言

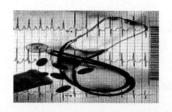

　　冠心病是动脉粥样硬化导致器官病变的最常见类型，也是严重威胁人民健康的多发病、常见病。冠心病由于发病率高，死亡率高，严重危害着人类的身体健康，从而被称作是"人类健康的第一杀手"。

　　本病多发生在 40 岁以后，男性多于女性，脑力劳动者多于体力劳动者，城市多于农村。近年来，由于人口老龄化，经济的发展，生活、工作节奏的加快，人民生活水平的提高，体力活动量减少，体重增加等因素导致冠心病的发病率明显上升，而且有发病年轻化的趋势，应引起人们的关注。

如何对冠心病进行防治？这是当前医务界和人们最关注的问题。随着医学科学的不断进步，冠心病防治的观念也在日益更新。了解和掌握这些新知识、新观念，对维持自身健康，追求更高的生命质量很有帮助。

目　录

一、什么是冠心病

（一）冠心病的定义

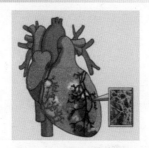

　　冠状动脉是输送血液到心脏，为心脏供氧和营养物质的血管。冠心病是冠状动脉粥样硬化性心脏病的简称，指供给心脏营养物质的血管——冠状动脉发生严重粥样硬化或痉挛，使冠状动脉狭窄或阻塞，以及血栓形成造成管腔闭塞，导致心肌缺血、缺氧或梗死的一种心脏病，亦称缺血性心脏病。

（二）冠心病的类型与症状

　　冠心病根据不同的类型有不同的症

状表现。

1. 无症状型或称隐匿型

临床上无症状，但有心肌缺血的心电图表现。这类患者亦应注意平时的心脏保健。

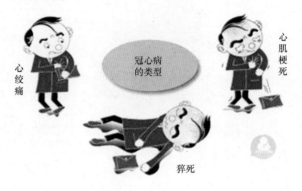

心绞痛

冠心病的类型

心肌梗死

猝死

2. 心绞痛型

不同患者的心绞痛发作表现不一。多数形容其为胸骨后或心前区"压迫感""闷胀感""憋闷感"，部分患者感觉向左侧肩背部、颈部、下颌、咽喉部放散。用力、情绪激动、受凉、饱餐等增加心肌耗氧情况下易诱发，休息或含服速效救心丸、硝酸甘油等药物 3～5

分钟可缓解。老年人症状常不典型，可表现为气急、晕厥、虚弱或腹部不适。

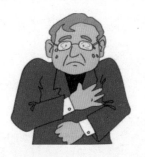

3. 心肌梗死型

心肌梗死发生前一周左右常有前驱症状，如静息和轻微体力活动时发作的心绞痛，伴有明显的不适和疲惫。心肌梗死时表现为持续性剧烈压榨感、濒死感，常波及整个前胸，以左侧为重。部分患者可沿左臂尺侧向下放射，也有部分患者可放射至上肢、肩部、颈部、下颌。疼痛部位与以往心绞痛部位一致，但持续更久，疼痛更重，休息和舌下含服硝酸甘油不能缓解。有时表现为上腹部疼痛，容易与腹部疾病混淆。常伴有低热，烦躁不安，大汗淋漓，恶心，呕吐，心悸，头晕，极度乏力，呼吸困难，持续 30 分钟以上，常达数小时。发现这些情况应立即就诊。

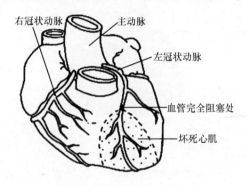

右冠状动脉　主动脉　左冠状动脉　血管完全阻塞处　坏死心肌

4. 心力衰竭和心律失常型

部分患者原有心绞痛发作，以后由于病变加重，心绞痛逐渐减少至消失，却出现心力衰竭的表现，如气急、下肢水肿、乏力等，还有各种心律失常，表现为心悸。还有部分患者从来没有心绞痛，而直接表现为心力衰竭和心律失常。

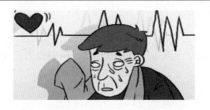

5. 猝死型

这是最严重的一种类型。指由于冠心病引起的不可预测的突然死亡，在急性症状出现以后 6 小时内发生心脏骤停。

二、冠心病的早期症状

冠心病是中老年人的常见病和多发病，处于这个年龄阶段的人，在日常生活中，如果出现下列情况，要及时就医，尽早发现冠心病，以免延误病情。

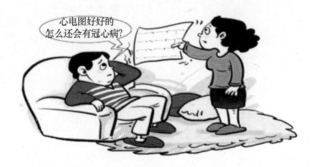

1. 劳累或精神紧张时出现胸骨后或心前区闷痛，或紧缩样疼痛，并向左肩、左上臂放射，持续 3 ~ 5 分钟，休息后自行缓解者。

2. 体力活动时出现胸闷、心悸、气短，休息时自行缓解者。

3. 出现与运动有关的头痛、牙痛、腿痛等。

4. 饱餐、寒冷或看惊险影片时出现胸痛、心悸者。

5. 夜晚睡眠常感到胸闷憋气，需要高枕卧位方感舒适者；熟睡或白天平卧时突然胸痛、心悸、呼吸困难，需立即坐起或站立方能缓解者。

6. 性生活或用力排便时出现心慌、胸闷、气急或胸痛不适。

7. 听到周围的锣鼓声或其他噪声便引起心慌、胸闷者。

8. 反复出现脉搏不齐、不明原因心跳过速或过缓者。

为及早发现冠心病，40岁以上的人应定期做血脂检验，每年做一次血压检查和血糖检查。若属于冠心

胸痛或胸部压迫感
超过4分钟

手臂、胸、颈部或牙疼

不明原因的呼吸困难

头晕或出冷汗

不明原因的恶心、烧心
或胃痛

不明原因的疲乏无力

病的高危人群，就要请医生查看是否需要接受心电图检查。若需要进一步的检查，医生会安排做运动试验心电图。冠状动脉造影检查是诊断冠心病最肯定的方法，应在专科医师指导下选择。

三、冠心病胸痛的警示特点

（一）冠心病典型胸痛的特点

1. 心绞痛型冠心病

表现为发作性胸骨后或心前区压迫性或紧缩样疼痛，持续 3 ~ 5 分钟，常以劳累或情绪激动为诱因，同时伴有心慌、气短、乏力等症状。

2. 心肌梗死型冠心病

表现为持续性胸痛，伴有大汗淋漓，有濒死感，舌下含服硝酸甘油等药物不能缓解症状。

（二）需要重视的胸痛警示症状

1. 怀疑心绞痛的胸痛

胸痛时伴有不安感、出冷汗、气短、眩晕、心悸等症状；胸痛与进餐、寒冷的刺激、吸烟、饮酒或平卧等相关，持续数分钟；胸痛发生于情绪激动或蹬楼梯、快步行走等与劳累有关的时候，持续数分钟。

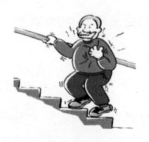

2. 怀疑心肌梗死的胸痛

突然发生的胸骨后或心前区疼痛；持续时间长，常常在 15 分钟以上；舌下含服硝酸甘油不能缓解；伴有心悸、头晕、气短、无力感或意识障碍。

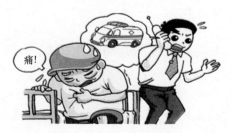

四、冠心病的危险因素

对冠心病危险因素的研究与干预是当前临床心血管病研究者关注的焦点。已知冠心病与大量而广泛的危险因素相关，包括传统的危险因素以及近年来发现的与炎性反应有关的病原体感染等新的冠心病危险因素。

（一）传统的冠心病危险因素

1. 年龄和性别

本病多见于 40 岁以上的中年人，49 岁以后进展较快，但近年来，冠心病的发病有年轻化的趋势。

世界各国的流行病学统计资料表明，不论种族和生活环境，冠心病的患病率一般来说男性高于女性，但女性绝经期后，由于雌激素水平明显下降，低密度脂蛋白水平升高，此时女性冠心病发病率明显上升；有资料表明：女性60岁以后发病率大于男性。

2. 职业

脑力劳动者大于体力劳动者，生活节奏紧张、经常有紧迫感的工作较易患病。流行病学、临床和实验室的论据已肯定了体力活动和预防冠心病之间的关联，其机制在于体力活动可以控制体重、增加葡萄糖耐量和胰岛素敏感性、降低血压、改善冠状动脉血流量。

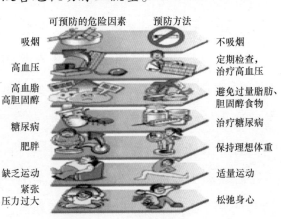

可预防的危险因素	预防方法
吸烟	不吸烟
高血压	定期检查，治疗高血压
高血脂高胆固醇	避免过量脂肪、胆固醇食物
糖尿病	治疗糖尿病
肥胖	保持理想体重
缺乏运动	适量运动
紧张压力过大	松弛身心

3. 高脂血症

高血清总胆固醇已被证明是冠心病的危险因素，胆固醇特别是低密度脂蛋白胆固醇升高才是冠心病最大的危险因素。由于遗传因素，或脂肪摄入过多，或脂质代谢紊乱而致血脂异常者，易患本病。

4. 血压

血压升高是冠心病发病的独立危险因素，高血压与冠状动脉粥样硬化的形成和发展关系密切。高血压患者动脉粥样硬化程度较血压正常者明显，且血压水平越高动脉硬化程度越重。收缩期血压比舒张期血压更能预测冠心病事件。有高血压表示心脏需加倍工作，心脏病发作的概率也越高。血压升高是冠心病的独立危险因素。高血压病患者患本病者是血压正常者的四倍。

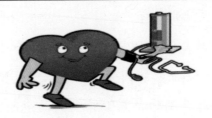

5. 饮食习惯与肥胖

近年来，人们的生活水平明显改善，高脂肪、高热量的膳食结构基本占据了饮食的主导地位，加上活动量减少，以至于摄入的能量大于机体消耗的能量，剩余部分便以脂肪形式储存于体内，从而形成了肥胖者越来越多的局面。

流行病学资料表明：肥胖有增加冠心病发病的趋势。这是因为：肥胖者摄取过多的热量，在体重增加的同时，使心脏负荷和血压均升高，从而增加心肌耗氧量；高热量的饮食习惯，使胆固醇、甘油三酯和血压升高，促使冠状动脉粥样硬化的形成和加重；肥胖者易患本病，体重迅速增加者尤其如此；可增加冠心病死亡率。如体重超重多于 20%，其心脏病发作的可能性比体重正常的人高三倍。

饮食习惯与冠心病之间有密切关系，常进食较高热量的饮食、较多动物脂肪者易患本病。平素喜食高胆固醇食物，则冠心病的发病率明显升高。因此，必须从儿童期即养成良好的饮食习惯，调整合理的膳食结构，以预防冠心病的发生。

6. 吸烟与饮酒

吸烟是导致冠心病的主要危险因素，这是因为烟草燃烧时释放的烟雾中含有 3800 多种已知的化学物质，与冠心病有关的化学物质有 10 余种，能激惹和加重冠心病发病的主要成分是尼古丁和一氧化碳。

特别严重的是，吸烟能诱发冠状动脉痉挛，使冠状动脉中的血流减慢，血流量减少，血液的黏稠度增加，导致心肌缺氧，甚至引起心肌梗死。冠心病与吸烟之间存在着明显的用量-反应关系，即与每日吸烟的支数成正比。这是唯一最可避免的危险因素。

有报道认为，少量饮酒可抑制血小板的聚集，防止动脉壁脂质的沉积，有利于冠心病的预防。但世界卫生组织专家组并不推荐饮酒作为预防冠心病的措施，因为饮酒对心血管系统利少弊多。而大量饮酒已明确可增加心脏和肝脏的负担，大量酒精能直接损害心肌和血管内壁，造成心肌能量代谢障碍，抑制脂蛋白脂肪酶，促使肝脏合成前 β 脂蛋白，血中 β 脂蛋白（即低密度脂蛋白，主要含胆固醇）消失减慢，甘油三酯上升，促进动脉粥样硬化的形成。

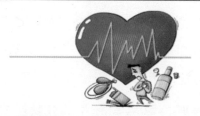

7. 糖尿病

糖尿病和糖耐量异常使心血管疾病的危险性增加。糖尿病是一种全身性代谢紊乱性疾病，容易引起冠心病。

糖尿病患者中冠心病发病率增高的原因尚不十分清楚，但糖尿病容易引起动脉粥样硬化已被公认。

多数学者认为，肥胖、高血压、高脂蛋白血症、高血糖密不可分。肥胖使胰岛素的生物学作用在某些人群中被削弱，即这些人的机体对胰岛素产生抵抗，为了保证血糖的水平正常，胰岛 β 细胞必须分泌较正常人高几倍、甚至几十倍的胰岛素，形成高胰岛素血症，但最终又导致了血糖升高、血甘油三酯水平升高、血浆纤维蛋白原升高，这都是动脉粥样硬化的危险因素。

同时，胰岛素本身也有促进动脉粥样硬化作用。男性糖尿病患者罹患冠状动脉疾病的概率是其他男性的二倍，女性糖尿病患者罹患冠状动脉疾病的概率则是其他妇女的五倍。

此外，糖尿病患者并发冠心病时，冠心病的某些临床症状出现的较迟或被掩盖，更应引起临床医生的重视。因此，糖尿病患者应在医生指导下，科学地控制血糖，并定期到医院检查心脏，加以合理的膳食结构和体育锻炼，以降低冠心病的发生率，提高患者的生存质量。

8. 遗传因素

常染色体显性遗传的原发性家族性血脂异常是患本病的因素。冠心病具有家

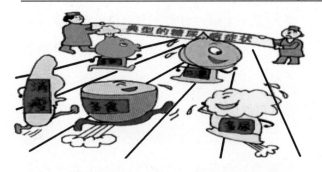

族遗传性，若家族中有人患上冠心病，就更容易有心脏病发作。

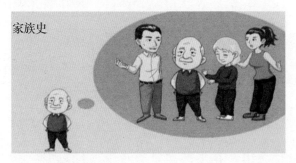

家族史

9.A 型性格

美国心理学家弗里德曼和罗林曼把人的性格分为 A、B 两种类型。具有 A 型性格的人动作匆忙，办事的节奏快，有时间紧迫感，争强好胜，遇到困难也不罢休，对任何事情都有一种不满足感。

另一方面，由于 A 型性格的人过于追求事业，却常常忽视个人的健康状况，常使自己整天处在紧张和压力之中。恰恰相反，具有 B 型性格的人随和，没有争强好胜的压力。

近年来研究表明，冠心病与心理紧张有关。处于紧张状态时，大脑皮层容易发生紊乱，自主神经功能失调，使得心率加快，心肌耗氧量增加；同时，促使血小板聚集，增大血液黏滞性和凝固性；也可导致脂质代谢紊乱，使血脂增高；或自主神经功能紊乱，导致冠状动脉痉挛等。

如果人们长期地、反复地处于紧张状态中，在这些因素作用下，极易形成冠心病。因此，人们在生活和工作中，应当保持乐观的态度，使精神放松，情绪稳定，遇事不要急躁，以减少冠心病的发生。

（二）新的冠心病危险因素

1. 病原体感染

传统的危险因素只能部分地解释心

血管疾病的发生。动脉粥样硬化及冠心病发生的感染学说源于21世纪初，近年来的研究有了长足进展，巨细胞病毒、肺炎衣原体、幽门螺杆菌等病原体引起的持续性感染可能是重要病因。

血清流行病学及分子生物学研究都提供了有力证据，其机制可能是病原体作为粥样硬化进程及血栓前状态的一般刺激物，刺激使平滑肌细胞增殖、炎性细胞聚集，导致斑块生长、持续性感染及血栓前状态，引起冠状动脉阻塞，引发临床冠状动脉事件。

2. 微量元素

微量元素与冠心病发病的关系不容忽视。铬、锰、锌、硒的摄入量减少，而铅、镉、钴的摄入量增加均易导致动脉粥样硬化，促使冠心病的发生。

五、防治冠心病的合理膳食

（一）冠心病的合理膳食原则

高脂血症、冠心病、动脉硬化、糖尿病、高血压等疾病，其发病率和死亡率近年来急剧上升，其主要原因是饮食习惯、高效快节奏的生活方式、营养的改善甚至过剩，使得甘油三酯、胆固醇等生化指标呈现异常，最终导致疾病的发生，

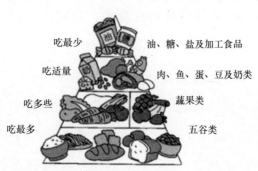

影响生命质量。所以改变饮食结构，合理膳食是预防冠心病发生的最重要防线。以下是冠心病的合理膳食原则：

1. 控制总热量

维持热能平衡，防止肥胖。

2. 控制脂肪与胆固醇摄入

膳食胆固醇含量对体内脂质代谢会产生一定影响，应适当加以控制。脂肪的摄入，不应超过总热量的30%，其中饱和脂肪酸应控制在总热量的10%以内。

尽量少食用动物内脏（猪肝、肾、脑、鱼子等）、松花蛋、肥肉、动物油脂、黄油、奶油、全脂乳、蛋黄、肥猪肉、肥羊肉、肥牛肉、黄油、猪油、牛油、椰油等含胆固醇高的食物。

有研究表明，冠心病患者可以吃蛋黄，这是因为蛋黄内既含有很高的胆固醇，同时也含有大量的磷脂，后者可以对抗前者，有抑制胆固醇和软化血管的作用。因此，冠心病患者每天吃1个蛋黄，对人体的保健是非常有益的。

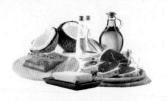

3. 蛋白质的质和量适宜

蛋白质占总热量的 12% 左右，其中优质蛋白占 40% ~ 50%，优质蛋白中，动物性蛋白和植物性蛋白各占一半。可多选用水产鱼类，因其蛋白质优良，易消化吸收，且对血脂有调节作用，与畜肉类食品相比更适合老年人，对防治冠心病有利。

应适当增加植物性蛋白，尤其是大豆蛋白。多选用豆类及豆制品，这样既可保证优质蛋白质供给，又能提供必需脂肪酸，避免动物性食物中饱和脂肪酸和胆固醇的过多摄入，而且黄豆等还含卵磷脂及矿物质，对防治冠心病有利。

4.采用复合碳水化合物，控制单糖和双糖的摄入

碳水化合物是机体热量的主要来源，碳水化合物摄入过多（在我国人民膳食结构中就是主食：米、面、杂粮等含淀粉类食物量过多），可造成热量超标，在体内同样可转化生成脂肪，引起肥胖，并使血脂升高。经研究证明，在碳水化合物中升高血脂的作用，果糖高于蔗糖，蔗糖高于淀粉。

要严格控制碳水化合物摄入总量，尤其是控制食糖摄入量，一般以不超过总热量的10％为宜。食用复合碳水化合物，少吃或不吃蔗糖或葡萄糖等纯糖食物及其制品。

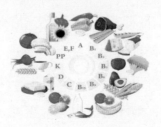

5. 多吃蔬菜、水果，适当增加膳食纤维摄入

膳食纤维能吸附胆固醇，阻止胆固醇被人体吸收，并能促进胆酸从粪便中排出。而蔬菜、水果是维生素、钙、钾、镁、纤维素和果胶的丰富来源，食物纤维果胶能降低人体对胆固醇的吸收。

维生素 C 改善冠状循环，保护血管壁，大剂量维生素 C 可使胆固醇氧化为胆酸而排出体外。

维生素 E 具有抗氧化作用，能阻止不饱和脂肪酸过氧化，预防血栓发生。绿色或黄色蔬果中含有较多的胡萝卜素，具有抗氧化的作用，白色蔬果中铁含量较高，黑色蔬果富含硒元素、花青素和微量元素可促进消化系统和增强造血功能。

蔬菜中有很多对心脏具有保护性作用的食物，如洋葱、大蒜、紫花、苜蓿、木耳、海带、香菇、紫菜等，保证必需

的矿物质及微量元素供给，可降低冠心病发病率。

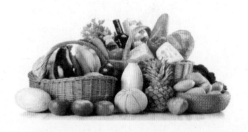

6. 少量多餐，避免吃得过多、过饱

动物实验发现，以扩张胃来模拟饱餐试验，在冠状动脉正常条件下，饱餐可引起血压升高，心肌耗氧量增加，同时冠状动脉扩张，冠脉血流增加；在冠状动脉狭窄条件下，胃扩张后，虽然同样可以引起血压增高，心肌耗氧量增多，但冠状血管却收缩，血流量减少，从而心肌缺血进一步加重，并可导致各类心律失常的发生。

在饱餐后血中的儿茶酚胺增高，这种物质极易诱发冠状动脉的痉挛，使冠状动脉血流急剧减少，引起心绞痛，甚至心肌梗死。所以，冠心病患者应避免暴饮暴食，以防心绞痛和猝死的发生。

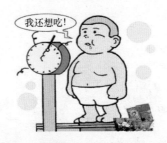

7. 减少钠的摄入

钠促进血液循环，增加心排血量，直接增加心脏负担，对心脏血流供应不足的冠心病患者是不利的。建议每人每日食盐摄入应控制在6克以下，忌过咸的食物。

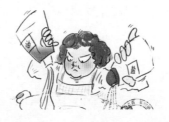

8. 戒烟限酒，避免饮咖啡及浓茶

吸烟危险人体健康，对冠心病患者则更是有百害而无一利，要坚决戒掉。冠心病患者最好不要饮酒，特别是白酒。如饮酒，建议男性每日饮酒量应少于20～30克(40°

白酒约 50 毫升)，女性则应少于 10 ～ 15 克 (40° 白酒约 25 毫升)。少量饮用葡萄酒虽有一定益处也不能长期饮用，更不可误将其作为预防冠心病的措施。

咖啡中所含的咖啡因，可刺激血脂及血糖增高，应予避免。

茶叶中所含的茶碱、维生素 C 和鞣酸对身体有益。

我国按传统制作的茶叶，所含咖啡因甚少，有助于消化，并有利尿作用。因此，只要不影响睡眠，一般是可以喝茶的。但也应尽量避免喝浓茶。

（二）冠心病禁忌饮食

1. 羊髓

由于羊的骨髓中胆固醇含量高，不宜经常过多食用。

2. 肥肉

肥肉容易使人体脂肪蓄积，血脂升高，导致动脉硬化。

3. 猪肝

猪肝含有胆固醇比猪肥肉高三倍，不宜多食。

4. 猪肾

猪肾含胆固醇较高，凡患有心脑血管疾病之一者，应限制食用。

5. 鸭蛋

鸭蛋含有大量的胆固醇（尤其是蛋黄）会加重冠心病及动脉粥样硬化。

6. 鹅肉、鹅蛋

这两种食物均属于高脂肪、高胆固醇食品，凡动脉粥样硬化者应少食。

7. 其他

吸烟、饮浓茶、咖啡，大量饮用白酒、啤酒均可加重病情。

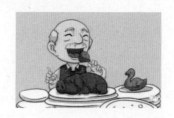

六、冠心病的一级预防

一级预防即患病之前的预防。冠心病的一级预防是指对没有冠心病的人群进行对危险因素的干预，目的是防止动脉粥样硬化的发生和发展，其主要措施如下。

（一）控制高血压

对高血压患者应饮食清淡，防止食盐过多，多吃蔬菜、豆类等含钾高的食物及含钙高的食物，避免饮酒和肥胖，并适当运动，保持精神愉快。

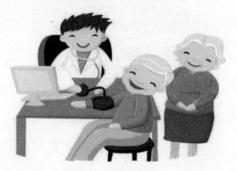

（二）调整血脂

　　较长时间地维持胆固醇于理想的水平，可达到预防冠心病的发病或不加重冠心病的目的。根据自己的胆固醇水平，在生活中采取正确的措施。在膳食结构上，要保持传统的低脂肪、多青菜、素食为主的优点，改变低蛋白、低钙、高盐的饮食习惯，使总胆固醇水平保持在 5.2mmol/L（200mg/dl）以下，对总胆固醇水平在 6.2mmol/L（240mg/dl）以上者应在医生指导下采取药物和非药物调脂措施。

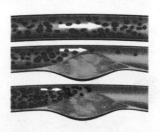

（三）增加体力活动

　　运动是最有效的保健方式。如能每日或至少隔日进行20～30分钟的中等程度的活动（达极量的 50% ~ 70%）就能有效地增强心功能。

　　早在春秋战国时代我国人民已应用"导引术"和"吐纳术"等运动方式来防治疾病。东汉名医华佗模仿虎、鹿、熊、猿、鸟五种动物的神态和动作，创造出了"五禽戏"。后世的太极拳、八段锦、易筋经等多种健身方法，也都有异曲同工之妙。现代人如能坚持动静结合的生命观，制订适宜的科学运动，循序渐进，持之以恒，定能使身心获益。

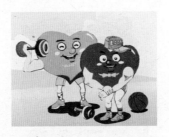

（四）调节情志

　　情志调节的原则应遵循"怒、喜、思、悲、恐"有度，《素问·举痛论》说："怒则气上、喜则气缓、悲则气消、恐则气下、惊则气乱、劳则气耗、思则气结。"可见中医所言"情志"因素是疾病发生的重要原因。现代医学研究性格与疾病发生的相关性，提出 A 型性格与心血管病密切相关。

所谓 A 型性格，美国心理学家弗里德曼等人用了四个词形容，即"进取心强"、"急躁易怒"、"对人常存戒心"、"时间紧迫感"。冠心病患者应有针对性地采用心理调整、健身气功、太极拳等方法加以调节。

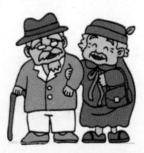

（五）干预冠心病发病的危险因素小结

简言之，引起冠心病发病的危险因

素包括

◆（1）高龄。

◆（2）性别。

◆（3）性格。

◆（4）遗传。

◆（5）职业：脑力劳动大于体力劳动者。

◆（6）高热量、高脂肪、过量饮食。

◆（7）血脂异常。

◆（8）高血压。

◆（9）吸烟。

◆（10）肥胖。

◆（11）糖尿病和糖耐量异常。

近年提出将（7）（8）（10）（11）同时存在时称为"代谢综合征"，是本病重要的危险因素。

对拥有上述危险因素的人群要引起高度重视，进行早期干预。要从儿童、青少年及年轻时就开始积极有效地预防危险因素的发生。其中，（1）～（4）为不可改变的危险因素，（5）～（11）是可以改变的，即冠心病"一级预防"的干预因素。

合理膳食

适量运动

戒烟限酒

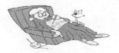
讲究起居

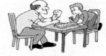
心理平衡

七、冠心病二级预防的 "ABCDE"

冠心病的二级预防是指对已患有冠心病者，在医生的指导下合理服用药物，控制其发展和防止并发症，减少患者由于疾病进展而引起的死亡、致残等严重后果。

（一）冠心病患者要牢记五条基本措施，即所谓两个 "ABCDE" 方案

"A"指长期服用阿司匹林（aspirin）和血管紧张素转换酶抑制剂（ACEI）。前者具有抗血小板聚集作用，可减少冠状动脉内血栓形成；后者可改善心脏功能，对合并有高血压、心功能不全者更有帮助。

"B"是应用β-肾上腺素受体阻滞剂（β-blocker）和控制血压（blood pressure）。目前已证实，若无禁忌证的

心梗后患者使用 β-受体阻滞剂，可明显降低心梗复发率、改善心功能和减少猝死的发生。控制高血压，对防治冠心病的重要性是众所周知的。一般来讲，血压控制在 130/85mmHg 以下，可减少冠心病的急性事件，且可减少高血压的并发症。

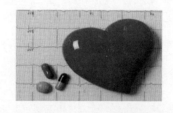

"C"是降低胆固醇（cholesterol）和戒烟（cigarettes）。众所周知，胆固醇增高是引起冠心病的原因，血清胆固醇增高应通过饮食控制和适当服用降脂药如他汀类药，降低冠心病的发生率。通过循证医学研究证实，心肌梗死后患者即使血清胆固醇正常也要服降脂药，尤其是他汀类药，这样就能大大降低急性冠状动脉事件的发生率。因此，凡是心肌梗死患者无论血清胆固醇增高还是正常，都需长期服用降脂药。至于戒烟的好处，可减少烟对血管内皮的损害，从而达到预防冠心病再发的目的。

"D"是是控制饮食（diet）和治疗糖尿病（diabetes）。每天进食过多富含胆固醇的食物，如肥肉、动物内脏等，是诱发冠心病的最大危险因素。因此，冠心病患者应当远离这些高胆固醇食物，提倡饮食清淡。糖尿病不仅可以引起血糖增高，也是引起脂质紊乱的重要原因。在同等条件下，糖尿病患者的冠心病患病率比血糖正常者要高出 2～5 倍。由此可见，控制糖尿病对冠心病患者至关重要。

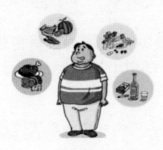

"E"是教育（education）和体育锻炼（exercise）。冠心病患者应学会一些有关心绞痛、心肌梗死等急性冠状动脉事件的急救知识，如发生心绞痛或出现心肌梗死症状时可含服硝酸甘油，可大大减轻病情和降低病死率。心肌梗死后随着身体逐渐康复，可根据各自条件在医生指导下，适当参加体育锻炼及减肥。这样不仅可增强体质，也是减少冠心病再发心肌梗死的重要举措。

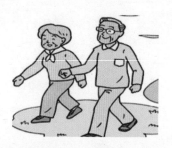

（二）最新的冠心病二级预防，三个"ABCDE"更加全面、更加科学

1. "A"

◆（1）血管紧张素转换酶抑制剂

（ACEI），如卡托普利、贝那普利等。

◆（2）阿司匹林（aspirin）。

◆（3）血管紧张素受体拮抗剂（ARB），如缬沙坦、厄贝沙坦、氯沙坦等，用于对 ACEI 治疗有禁忌证或不能耐受者。

2. "B"

◆（1）β-受体阻滞剂（β-blocker），如美托洛尔。

◆（2）控制血压（blood pressure control）。

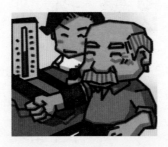

◆（3）体重指数控制（BMI control），即保持或减轻体重，使 BMI[体重（千克）除以身高（米）的平方即 kg/m^2] 维持在 18.5～24.9kg/m^2，腰围＜90cm（男性）、

80cm（女性），可有效预防冠心病。

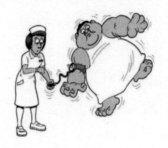

3. "C"

◆（1）戒烟（cigarette quitting）。

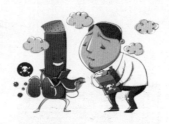

◆（2）降胆固醇（cholesterol-lowering）。

◆（3）中医药（chinese medicine），中医药预防冠心病有确切的临床效果，包括具有传统医药特色的活血化瘀类中药和芳香温通类中成药，如复方丹参滴丸、麝香保心丸等。具有降血脂、降血黏度、改善微循环、抗氧化、抗细胞凋亡、改善内皮功能等作用。应在专科医师指导下选择服用。

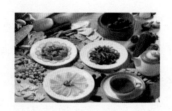

4. "D"

◆（1）合理饮食（diet）。

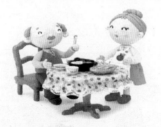

◆（2）控制糖尿病（diabetes control）。

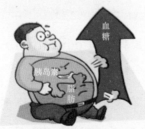

◆（3）复合维生素（decavitamin），

主要包括 B 族维生素，如维生素 B_1、维生素 B_2、维生素 B_6、维生素 B_{12} 和叶酸等。研究已证实，高半胱氨酸血症易造成动脉粥样硬化，在高血压、冠心病的发病中起重要作用。而补充维生素 B_6、维生素 B_{12}、叶酸等维生素，可通过不同途径调节半胱氨酸的代谢，从而有效预防冠心病。

5. "E"

◆（1）运动（exercise）。

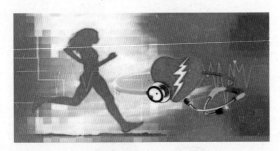

◆（2）教育（education）。

◆（3）情绪（emotion）：抑郁、易怒、紧张等是冠心病发作的重要因素。祖国医学中早就有七情六欲失衡致病的论述。现代医学研究发现，情绪变化在高血压、冠心病发病中具有非常重要的作用。乐观、稳定的情绪与心态不仅是预防冠心病的重要因素，也是实现长寿的关键和秘诀。

八、冠心病的介入诊断与治疗

（一）什么是介入治疗

介入治疗不是外科手术而是一种心脏导管技术，是通过大腿根部的股动脉或手腕上的桡动脉，经过血管穿刺把心脏支架或其他器械放入冠状动脉内，这样来达到解除冠状动脉狭窄的目的。

冠心病的介入治疗系指用心导管冠状动脉内介入技术治疗冠状动脉粥样硬化性心脏病的一类新方法，包括：经皮冠状动脉腔内成形术，冠状动脉内血栓溶解疗法；冠状动脉斑块旋切术，冠状动脉内支架，经皮冠状动脉激光成形术，经皮冠状动脉射频成形术以及经皮冠状动脉超声成形术。

（二）诊断冠心病的"金标准"是冠状动脉造影

很多人认为自己得了冠心病，最主要的证据就是胸部不适症状加上心电图显示心肌缺血。随着医学科学的进步，人们对冠心病的认识也不断更新、深化，因而诊断标准也有根本性的变化。如何才能进一步确诊冠心病呢？如果你被发现心电图有"心肌缺血"，应该做心脏彩超和心脏负荷运动试验，如果心电图、心脏彩超和运动试验都有阳性改变，则冠心病的可能性较大，但仍有约20%的误诊率，在女性，误诊率可能高达30%。

冠状动脉造影被称作冠心病诊断的"金标准"，其做法是由大腿根部或手腕部的动脉插一根细导管，一直到达心脏附近的冠状动脉开口，将一种能使血管显影的药物注射进冠状动脉，同时显像，就能得到冠状动脉的照片，分析这张照片，就能得出是否患了冠心病的结论。冠状动脉造影的方法很安全，发生危险的可能性不到万分之一。

冠状动脉造影可以明确冠状动脉有无狭窄及狭窄的部位、程度、范围等，并可指导进一步治疗所应采取的措施。同时，进行左心室造影，对心功能进行评价。冠状动脉造影的主要指征为：

◆（1）明确冠状动脉病变情况以考虑介入治疗或旁路移植手术。

◆（2）胸痛疑似心绞痛而不能确诊者。

（三）较重的冠心病患者，应该接受介入治疗

简单地说，介入治疗是以一种导管或微型器械，通过皮肤微小创口侵入机体的方式直接治疗疾病的方法。具体到冠心病的介入治疗，就是与前述的冠状动脉造影相同的方法，将心脏导管器械

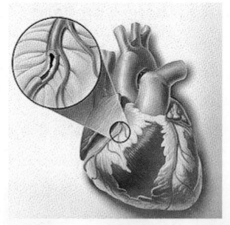

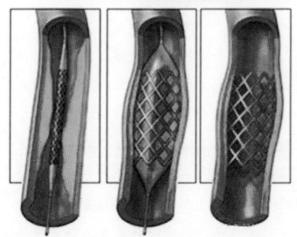

通过桡动脉或股动脉血管插入，在 X 线
的引导下，进入人体心脏的冠状动脉。

将已经堵塞或狭窄的冠状动脉打通，使冠状动脉血流恢复正常。如果通过冠状动脉造影发现血管的狭窄程度超过70%，则考虑做介入治疗。

冠状动脉介入治疗最常用的方法是在血管狭窄的部位安放一个金属支架，支撑住狭窄的心管壁，这样就解决了狭窄问题，使心肌缺血得以缓解。

据世界范围内的大量研究表明，慢性冠心病患者接受介入治疗，比单纯药物治疗能明显提高生活质量。急性心肌梗死是冠心病最严重的情况之一，如果急性心肌梗死患者接受介入治疗，能使死亡率降低50%~70%，特别是那些在患病后3小时内及时接受介入治疗开通血管的患者，其心脏功能几乎不会受到影响，其中大部分人能像正常人一样生活。

介入治疗不必开胸,手术时间短,恢复快,并发症少,风险小。只是费用相对较高,尤其是进口带药物涂层的支架价格较贵。

九、冠心病外科手术——冠状动脉搭桥术

（一）什么是冠状动脉搭桥术

通过取一段自身的正常血管，如腿部的大隐静脉或胸部的乳内动脉或上肢的桡动脉，吻合在主动脉和冠状动脉狭窄病变远端之间。即绕过狭窄的部分，用自身血管搭一个桥，以使主动脉的血液通过移植血管顺利到达冠状动脉狭窄病变远端，达到恢复缺血心肌的正常供血，解除心绞痛、防止心肌梗死及严重并发症发生的目的。这就是通常所说的"冠状动脉旁路移植手术"或"冠状动脉搭桥手术"。

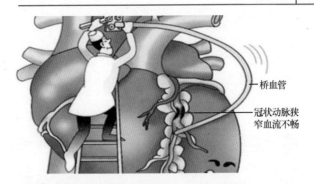

桥血管

冠状动脉狭
窄血流不畅

（二）应该做搭桥手术的患者，要鼓起勇气接受手术

冠心病的手术治疗是指冠状动脉搭桥手术。在介入治疗之前，欧美发达国家的搭桥手术非常普遍。但是，随着介入治疗的开展，原来大部分需要搭桥的患者都转而接受介入治疗，原因是介入治疗方法简单安全，术后恢复快，患者痛苦小，效果与搭桥术相当。

冠心患者进行搭桥手术需要开胸，创伤大，恢复时间长，许多患者有恐惧心理。的确，实施搭桥手术有一定风险性，但随着新技术的进步，风险性已大大降低。

有两类患者需要搭桥：

其一是冠状动脉病变太重、已经不适合介入治疗的患者。

其二是需要安装多个冠状动脉支架、花费巨大难以承受的患者。对一些十分弥漫的病变、多支病变、糖尿病合并的三支病变、某一支单一血管非常弥漫的病变、血管特殊的分叉病变、严重的多处钙化和迂曲的病变等放入支架后可能当时的风险很大或放入支架后远期的效果不好，医生建议患者选择搭桥的方法能更好地解决问题。

十、冠心病的应急防治与误区

（一）应急防治

冠心病患者若经常有胸闷、胸痛症状，应常备硝酸甘油、硝酸异山梨酯（消心痛）、速效救心丸、麝香保心丸、复方丹参滴丸等药物，夜间睡眠时也要放在容易随手拿到的地方。

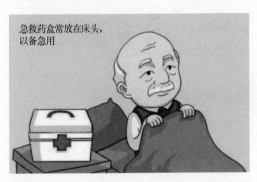

急救药盒常放在床头，以备急用

心绞痛发作时，立即舌下含服 1 片硝酸甘油，含服后 1～5 分钟生效。为防止短时间内心绞痛复发，可随后再服1～2片消心痛。中药能缓解冠心病的心绞痛，当出现有胸闷、憋气、心前区痛等症状时可选用，速效救心丸每次服4～6粒、复方丹参滴丸每次5～10粒或麝香保心丸每次1～2粒，一般在3～5分钟内心绞痛可缓解。

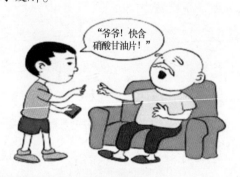

（二）冠心病应急防治要纠正误区

不稳定型心绞痛及急性心肌梗死（医学上称作"急性冠脉综合征"）发病率呈上升趋势，但许多患者在防治上却存在着一些误区，影响了救治的成功率。

主要有以下三方面。

1. 在发生心绞痛等急性症状时，把它当作一般的小毛病，认为稍作休息就能缓解，结果贻误了最佳治疗时机。

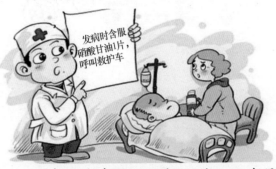

2. 在发生急性心肌梗死时，以为服用"速效救心丸"等普通药物就能挺过去，而不是及时赶往医院抢救，以致延误治疗危及生命；应及时通过拨打急救电话，得到急救医疗服务。全国统一的医疗急救电话号码是"120"，"120"急救电话一般设在各地的急救中心，为患者提供 24 小时全天候的急救服务。

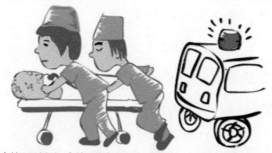

急性心肌梗死、急性心绞痛发病急，症状重，一旦发现，应该立刻送往医院抢救，越快越好

3. 认为心脏手术危险，很多人在紧急救命时仍不愿选择创伤小、疗效好的心脏介入手术，结果错失救治良机。

大多数人知道可以在心脏放支架

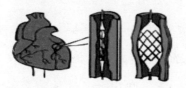

急性心肌梗死患者到达医院后，患者及家属应积极配合医生，选择药物静脉溶栓或介入治疗，以尽快恢复心肌的血液灌注。急性心肌梗死的救治强调"时间就是心肌"，争取到达医院后30分钟内开始药物溶栓或90分钟内开始介入治

疗（最迟不超过 120 分钟）。临床医学研究证实，采用溶栓疗法后，急性心肌梗死住院病死率由 15% 降至 8% 左右，实施介入治疗后进一步降低至 4% 左右。因此，急性心肌梗死患者应抛弃思想顾虑，力争及早防治，获得最佳治疗效果。

（三）心肺复苏家庭急救

如果冠心病患者出现意识丧失，发生心脏骤停，则需要 4 分钟之内进行心肺复苏术。即用人工的方法使心脏跳动。若超过 6 分钟仍未施行有效的心肺复苏，患者将面临生命危险。

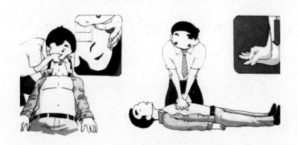

1. 胸外心脏按压

急救者可用一手掌根放置于患者的胸骨中下 1/3 交界处（男性为两乳头连线与胸骨相交点，女性为胸骨最下端即"剑突"上方两指处），另一手掌根重叠于前一手背上，两手指交叉相扣，然后两手臂绷直，上身前倾，以髋关节做支点，垂直向下按压，深度为 5～6 厘米。按压与放松为 1∶1，让胸廓充分回弹，频率为每分钟 100～120 次。

2. 开放气道

将头偏向一侧，清理口腔分泌物，包括呕吐物、痰液等，并取出患者的义齿。

由于心脏骤停者舌根后坠，不同程度地堵塞了气道入口处，因此首先要给患者通畅气道。目前国际上通用仰头举颏法，方法是急救者位于患者一侧，用一只手置于患者的前额，用力往下压，另一手的食、中指放置于患者下颏（下巴），用力往上举，使患者气道充分打开。

3. 人工呼吸

用口唇严密包住患者的口唇，平稳地向内吹气，吹气时应捏闭患者鼻孔，吹气后口唇离开，并松开捏鼻的手指。由于急救者吹出的气中16%～18%是氧气（大气中含21%的氧），可使患者得到充分的氧。吹气有效，可见到患者胸廓起伏。

心肺复苏不能随意停止，无论单人或双人操作均以30：2，即30次胸外心脏按压和2次人工呼吸交替进行。一直要坚持到救护车到达，及时把急救的"接力棒"传给急救医生，则可望大大地提高心脏骤停者的生存率。

结　语

　　对"冠心病"这一常见病、多发病实施有针对性的健康教育，教会自我保健的医学知识，有助于患者及家属主动参与，积极配合预防和治疗，促进患者功能恢复和心理健康，提高民众生活质量、保健意识，必将促进全民健康的发展。

（急诊医学科　周　彤）

2016 年 12 月 31 日